BEI GRIN MACHT SICH IHR WISSEN BEZAHLT

AF145590

- Wir veröffentlichen Ihre Hausarbeit,
  Bachelor- und Masterarbeit

- Ihr eigenes eBook und Buch -
  weltweit in allen wichtigen Shops

- Verdienen Sie an jedem Verkauf

Jetzt bei www.GRIN.com hochladen
und kostenlos publizieren

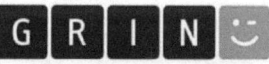

Bibliografische Information der Deutschen Nationalbibliothek:

Die Deutsche Bibliothek verzeichnet diese Publikation in der Deutschen National-bibliografie; detaillierte bibliografische Daten sind im Internet über http://dnb.d-nb.de/ abrufbar.

Dieses Werk sowie alle darin enthaltenen einzelnen Beiträge und Abbildungen sind urheberrechtlich geschützt. Jede Verwertung, die nicht ausdrücklich vom Urheberrechtsschutz zugelassen ist, bedarf der vorherigen Zustimmung des Verlages. Das gilt insbesondere für Vervielfältigungen, Bearbeitungen, Übersetzungen, Mikroverfilmungen, Auswertungen durch Datenbanken und für die Einspeicherung und Verarbeitung in elektronische Systeme. Alle Rechte, auch die des auszugsweisen Nachdrucks, der fotomechanischen Wiedergabe (einschließlich Mikrokopie) sowie der Auswertung durch Datenbanken oder ähnliche Einrichtungen, vorbehalten.

Impressum:

Copyright © 2019 GRIN Verlag
Druck und Bindung: Books on Demand GmbH, Norderstedt Germany
ISBN: 9783668932852

Dieses Buch bei GRIN:

https://www.grin.com/document/464696

Sebastian Huhn

Gesundheitssport bei Übergewicht und Adipositas bei Kindern und Jugendlichen

Entwicklung eines Konzepts zur Prävention

GRIN Verlag

GRIN - Your knowledge has value

Der GRIN Verlag publiziert seit 1998 wissenschaftliche Arbeiten von Studenten, Hochschullehrern und anderen Akademikern als eBook und gedrucktes Buch. Die Verlagswebsite www.grin.com ist die ideale Plattform zur Veröffentlichung von Hausarbeiten, Abschlussarbeiten, wissenschaftlichen Aufsätzen, Dissertationen und Fachbüchern.

Besuchen Sie uns im Internet:

http://www.grin.com/

http://www.facebook.com/grincom

http://www.twitter.com/grin_com

Deutsche Hochschule für

Prävention und Gesundheitsmanagement

Hermann Neuberger Sportschule 3

66123 Saarbrücken

Einsendeaufgabe

Fachmodul: Gesundheitsmanagement im Sport

Studiengang: Sportökonomie

Datum
Präsenzphase **11.-14.02.2019**

Name, Vorname: Huhn, Sebastian

Studienort: **Saarbrücken**

Semester: **WS 2016**

Inhaltsverzeichnis

1   Bedarfsanalyse

Das Schwerpunktthema der vorliegenden Prüfungsleistung liegt auf der Entwicklung eines Konzeptes zur Reduzierung von Bewegungsmangel und Prävention von Übergewicht und Adipositas bei Kindern und Jugendlichen durch gesundheitssportliche Aktivität.

1.1   Bewegungsempfehlung und Bewegungsverhalten

1.1.1   Begriffserklärung

Körperliche Aktivität ist definiert als „jegliche durch die Skelettmuskulatur hervorgebrachte Bewegung, die zu einem substanziellen Energieverbrauch über den Ruhewert hinausführt" (Bouchard, Blair, & Haskell, 2012, S.12; Dishman, Heath, & Lee, 2013, S. 39). Sportliche Aktivität wird hingegen als eine spezifische Form der körperlichen Aktivität beschrieben, die meist mit dem Ausüben von Sportarten oder einem strukturierten Training verbunden ist, sodass man ins Schwitzen und außer Atem kommt. Sport zielt auf morphologische, metabolische und funktionelle Anpassungserscheinungen im Sinne einer Verbesserung der körperlichen Leistungsfähigkeit und Gesundheit (Bouchard, Blair, & Haskell, 2012, S.12; Hollmann & Strüder, 2009) hin. Die nachfolgenden Empfehlungen sind unter dem Gesundheitsaspekt zu betrachten und beziehen sich auf sportliche Freizeitaktivitäten, die der Gesundheit förderlich sind und eine Gefährdung ausschließen. Ebenso schließen die Empfehlungen Alltagsaktivitäten, wie beispielsweise Fahrradfahren oder Zufußgehen, als körperliche Aktivität mit ein (Bundeszentrale für gesundheitliche Aufklärung [BZgA], 2016, S. 10).

1.1.2   Bewegungsempfehlungen

Im Folgenden werden Bewegungsempfehlungen von anerkannten Fachgesellschaften zur gesundheitswirksamen körperlichen Aktivität erläutert. Die aktuellen Bewegungsempfehlungen der WHO (World Health Organization [WHO], 2010) stützen sich auf die wissenschaftlich fundierte Empfehlungen des U.S. Department of Health and Human Services [USDHHS] (2008), die zwei Jahre zuvor Bewegungsleitlinien zur gesundheitswirksamen körperlichen Aktivität veröffentlichten. Den „Global Recommendations on Physical Activity for Health" (WHO, 2010) zufolge sollen Kinder von 5 bis 17 Jahren und Jugendliche täglich mindestens 60 Minuten körperlich aktiv sein, zusätzliche Bewegungszeit bringt einen gesundheitlichen Mehreffekt. Während dieser Zeit sollten die Heranwachsenden in moderater bis hoher Intensität körperlich aktiv sein. Zusätzlich sollen Aktivitäten zur Verbesserung der Kraft, Knochengesundheit und Beweglichkeit durchgeführt werden (WHO, 2010, S. 20). Eine solche Intensität beschreibt körperliche Aktivitäten, die als etwas anstrengend empfunden werden, bei denen man noch reden, aber nicht mehr singen kann. Es kommt dabei zu einem leichten bis mittleren Anstieg der Atemfrequenz (BZgA, 2016, S.21). Die nationalen Bewegungsempfehlungen der BZgA gelten für Kinder und Jugendliche von der Geburt bis 18 Jahren. Es wird unterschieden zwischen vier Altersgruppen. Alltagsaktivitäten werden mit 2,9 MET (metabolische Äquivalente) als Basisaktivität bezeichnet. Folgt auf diese Basisaktivität keine moderat intensive (3 - 5.9 MET) oder hoch intensive körperliche Aktivität ($\geq$ 6 MET), spricht man von Bewegungsmangel.

Tab. 1: Nationale Bewegungsempfehlung für Kinder und Jugendliche (modifiziert nach BZgA, 2016, S. 23)

Altersgruppe	Empfehlung	Spezifische Aspekte
Säuglinge und Kleinkinder (0-3 Jahre)	Soviel Bewegung wie möglich, nicht den natürlichen Bewegungsdrang hindern	
Kindergartenkinder (4-6 Jahre)	Täglich >180 Minuten Bewegungszeit. Die körperlichen Aktivitäten sollten aus angeleiteten und nicht angeleiteten Bewegungen bestehen.	
Kinder ab dem Grundschulalter (6-11 Jahre)	Täglich >90 Minuten in moderater bis hoher Intensität, d.h. 3- 5.9 MET/Stunde. Dies bewirkt einen leichten bis mittleren Anstieg der Atemfrequenz. 60 Minuten davon können durch Alltagsaktivitäten erfüllt werden wie z.B. mindestens 12.000 Schritte.	Zur Verbesserung von Kraft (durch Gewichtsbelastung erzeugte Muskelspannung, die zur Kräftigung der Muskulatur führt) und Ausdauer (mittlerer bis etwas stärkerer Anstieg der Atemfrequenz) sollte an 2-3 Tagen eine höher intensive Beanspruchung($\geq$ 6 MET/Stunde der großen Muskelgruppen erfolgen.
Jugendliche (12-18 Jahre)	Täglich >90 Minuten in moderater bis hoher Intensität, d.h. 3 - 5.9 MET/Stunde. 60 Minuten davon können durch Alltagsaktivitäten erfüllt werden wie z.B. mindestens 12.000 Schritte.	

Innerhalb der jeweiligen Altersgruppe sollte Rücksicht auf Faktoren wie individueller Leistungsstand, Alter, Geschlecht und soziokulturelle Faktoren genommen werden. Kinder und Jugendliche, die sich bisher sehr wenig bewegt haben, sollten schrittweise an das Ziel herangeführt werden und sich beispielsweise zunächst 30 Minuten bewegen an ein bis zwei Tagen pro Wochen. Umgehbare Sitzzeiten sollten grundsätzlich vermieden werden, sie finden meist während des motorisierten Transports oder bei der Nutzung digitaler Medien statt. Säuglinge und Kleinkinder bis 3 Jahre sollten gänzlich auf den Konsum von audiovisuellen Medien verzichten, Kindergartenkinder bis 6 Jahre sollten nach Ansicht der Experten täglich maximal 30 Minuten damit verbringen. Grundschulkindern wird eine Nutzungsdauer von maximal 60 Minuten täglich empfohlen, Jugendlichen bis 18 Jahre sollten nicht mehr als zwei Stunden am Tag mit dem Medienkonsum verbringen (BZgA, 2016, S. 23-24).

1.1.3 Bewegungsverhalten

Als anerkanntes nationales „Public-Health-Institut" führt das Robert Koch-Institut die „Studie zur Gesundheit von Kindern und Jugendlichen in Deutschland" (KiGGS) durch. Während der zweiten Folgeerhebung der Studie (Welle 2) im Zeitraum von 2014 bis 2017 wurden erneut repräsentative Daten ermittelt, unter anderem zum körperlich-sportlichen Bewegungsverhalten. Die Datenermittlung erfolgte mithilfe schriftlicher Befragungsbögen. Bei den Kindern im Alter von 3 bis 10 Jahren wurden die Eltern hinsichtlich des Bewegungsverhaltens ihrer Kinder befragt, bei den 11 bis 17 jährigen Kindern und Jugendlichen beruhen die Daten auf Selbstangaben. Die Frage lautete:„ An wie vielen Tagen einer normalen Woche bist du/ist Ihr Kind für mindestens 60 Minuten am Tag körperlich aktiv?" Die acht Antwortmöglichkeiten reichten von „an keinem Tag" bis zu „an 7 Tagen". Anhand dieser Information erfolgte eine Einschätzung zur Einhaltung der WHO-Empfehlung, die eine mindestens 60-minütige moderate bis intensive körperliche Bewegungsempfehlung für Kinder und Jugendliche vorsieht. Die Auswertungen basieren auf Daten von 12.981 Heranwachsenden, davon 6.532 Mädchen und 6.449 Jungen (Finger, Varnaccia, Borrmann, Lange & Mensink, 2018). Die Darstellung erfolgt geschlechtsspezifisch, ist in jeweils vier Altersgruppen gegliedert und gibt Aufschluss über den sozioökonomischen Status (SES). Der SES gibt Rückschluss zum Bildungsstand, die berufliche Stellung und Einkommenssituation der Eltern.

Mädchen	Prävalenz (%)	(95%-KI)	Jungen	Prävalenz (%)	(95%-KI)
Mädchen (gesamt)	22,4	(20,9–24,0)	Jungen (gesamt)	29,4	(27,6–31,2)
Altersgruppe			Altersgruppe		
3–6 Jahre	42,5	(39,0–46,0)	3–6 Jahre	48,9	(45,2–52,6)
7–10 Jahre	22,8	(20,1–25,8)	7–10 Jahre	30,0	(27,1–33,1)
11–13 Jahre	16,5	(14,1–19,1)	11–13 Jahre	21,4	(18,7–24,3)
14–17 Jahre	7,5	(6,0–9,2)	14–17 Jahre	16,0	(13,8–18,6)
Sozioökonomischer Status			Sozioökonomischer Status		
Niedrig	25,2	(21,5–29,4)	Niedrig	31,1	(26,7–35,9)
Mittel	20,8	(19,3–22,4)	Mittel	28,6	(26,6–30,7)
Hoch	24,4	(21,5–27,5)	Hoch	30,6	(27,9–34,4)
Gesamt (Mädchen und Jungen)	26,0	(24,7–27,4)	Gesamt (Mädchen und Jungen)	26,0	(24,7–27,4)

KI – Konfidenzintervall

Abb. 1: „WHO-Empfehlung erfüllt" (RKI, 2018)

Die Ergebnisse zeigen, dass nur 22,4 % der Mädchen und 29,4 % der Jungen im Alter von 3 bis 17 Jahren die Bewegungsempfehlung der WHO erreichen. Bei genauerer Betrachtung ist bei voranschreitendem Alter eine deutliche Abnahme der täglichen Aktivität zu erkennen. 42,5 % der 3 bis 6 jährigen Mädchen und 48,9 % der Jungen erfüllen die 60-minütige Bewegungsempfehlung. Dahingegen treiben nur noch 22,8 % der Mädchen im Alter von 7 bis 10 Jahren bzw. 30,0 % der Jungen täglich 60 Minuten Sport. 11 bis 13 jährige Mädchen kommen zu 16,5 % der WHO Empfehlung nach, bei den gleichaltrigen Jungen sind es 21,4 %. Bei den 14 bis 17 jährigen Mädchen treiben nur noch 7,5 % einmal täglich 60 Minuten Sport, bei den gleichaltrigen Jungen sind es 16,0 %. Für das Erreichen der Bewegungsempfehlung besteht bei den Jungen kein Zusammenhang mit dem SES, bei Mädchen ist das Ergebnis nicht einheitlich (vgl. Abb. 1).

Mädchen	Prävalenz (%)	(95 %-KI)	Jungen	Prävalenz (%)	(95 %-KI)
Mädchen (gesamt)	11,1	(9,9 – 12,4)	Jungen (gesamt)	7,0	(6,2 – 8,0)
Altersgruppe			Altersgruppe		
3 – 6 Jahre	6,7	(5,1 – 8,6)	3 – 6 Jahre	5,8	(4,4 – 7,6)
7 – 10 Jahre	5,7	(4,4 – 7,4)	7 – 10 Jahre	4,4	(3,2 – 6,1)
11 – 13 Jahre	8,4	(6,6 – 10,8)	11 – 13 Jahre	6,7	(5,0 – 9,0)
14 – 17 Jahre	22,0	(19,2 – 25,0)	14 – 17 Jahre	10,8	(8,7 – 13,5)
Sozioökonomischer Status			Sozioökonomischer Status		
Niedrig	19,4	(15,8 – 23,6)	Niedrig	11,6	(8,6 – 15,5)
Mittel	9,6	(8,3 – 11,1)	Mittel	6,3	(5,3 – 7,4)
Hoch	7,6	(6,2 – 9,4)	Hoch	4,4	(3,3 – 5,8)
Gesamt (Mädchen und Jungen)	9,0	(8,3 – 9,8)	Gesamt (Mädchen und Jungen)	9,0	(8,3 – 9,8)
KI – Konfidenzintervall					

Abb. 2: "Geringe sportliche Aktivität"(RKI, 2018)

Aus Abbildung 2 wird ersichtlich, dass die Häufigkeit geringer körperlicher Aktivität mit zunehmendem Alter signifikant ansteigt. „Geringe sportliche Aktivität" bedeutet, dass die WHO Empfehlung an weniger als 2 Tagen erfüllt wird. Mädchen weisen mit 11,1 % häufiger ein geringeres Maß an körperlicher Aktivität auf als Jungen mit 7,0 %. 22,0 % der 14 bis 17 jährigen Mädchen weisen eine geringe sportliche Aktivität auf, nur 10,8 % der gleichaltrigen Jungen treiben so selten Sport. Darüber hinaus kommt ein Fünftel der Mädchen aus einem Elternhaus mit niedrigem sozioökonomischen Status (vgl. Abb. 2).

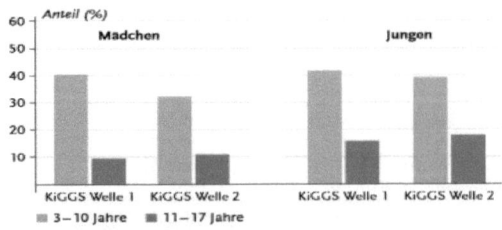

Abb. 3: WHO-Empfehlung erfüllt". Trend zwischen KiGGS Welle1 und Welle2

Aus Abbildung 3 wird ersichtlich, dass Mädchen im Alter von 3 bis 10 Jahren die Bewegungsempfehlung der WHO deutlich seltener erreichen als noch in der KiGGS Welle 1. Bei Jungen blieb die Häufigkeit nahezu unverändert. Hier ist allerdings zu erwähnen, dass sich die Befragungsmethode von Welle 1 zu Welle 2 geändert hat. Wurden bei der ersten Folgeerhebung noch telefonische Interviews geführt, so waren es bei der zweiten Folgeerhebung schriftliche Interviews. Es ist zu vermuten, dass dies in Welle 1 zu einer positiveren Selbsteinschätzung geführt hat (Finger et al., 2018).

Zusammenfassend kann gesagt werden, dass die geltenden Bewegungsempfehlungen für Kinder und Jugendliche in Deutschland bei Weitem nicht eingehalten werden. Jedes vierte Kind in Deutschland macht nicht regelmäßig Sport. Lediglich 22,4 % der Mädchen und 29,4 % der Jungen befolgen die Mindestempfehlung der WHO. Deutsche Institute schreiben eine höhere Bewegungsempfehlung von mindestens 90 Minuten vor (BZgA, 2016). Die sportliche Aktivität der Kinder und Jugendlichen reduziert sich deutlich mit zunehmenden Alter. Auffällig ist die sehr geringe sportliche Aktivität der 14 bis 17 jährigen Mädchen (7,5 %). Jungen erfüllen die Empfehlungen häufiger als Mädchen, darüber hinaus herrscht ein Zusammenhang zwischen einer sportlichen geringen Aktivität und einem niedrigen familiären Wohlstand (vgl. Tab. 2). Die verstärkte Nutzung moderner Kommunikationsmittel, der gestiegene Medienkonsum sowie die zunehmende Motorisierung des Transports werden unter anderem für den Bewegungsmangel verantwortlich gemacht (Geuter & Hollederer, 2012b, S. 12). Dabei werden im Kindes- und Jugendalter die Verhaltensmuster für das Gesundheitsverhalten im späteren Erwachsenenalter ausgebildet. Sport wirkt sich positiv auf die psychosoziale Entwicklung und das Wohlbefinden der Heranwachsenden aus (Kleine, 1994), zudem senkt eine gute aerobe Fitness und Muskelkraft im Jugendalter das Risiko, im Erwachsenenalter Herzerkrankungen zu erleiden (Crump, Sundquist, Winkleby, Sundquist, 2017). Regelmäßige körperliche Aktivität wirkt sich bei Kindern und Jugendlichen positiv auf die Knochendichte aus (Boreham & McKay, 2011). Ein weiterer positiver Effekt sportlicher Aktivität ist die Verbesserung der kognitiven und schulischen Leistungen (Timmons, Naylor & Pfeiffer, 2013). Außerdem entwickeln sportlich aktive Kinder bessere koordinative und motorische Fähigkeiten als körperlich nicht aktive (Wagner, Worth, Schlenker, & Bös, 2010).

1.2 Datenlage zum Gesundheitsproblem

1.2.1 Begriffserklärung

Nach Lawrenz (2005, S.9) versteht man unter Adipositas einen übermäßigen Fettanteil an der Körpermasse. Dieser Fettanteil wird meistens mit dem „body mass index" beschrieben. Der BMI beschreibt das Verhältnis zwischen Körpergewicht und Körperlänge (BMI=kg/m²). Da sich die Körperproportionen der Kinder und Jugendlichen durch das Wachstum ändern, wird der BMI in alters- und geschlechtsspezifischen Perzentilen ausgedrückt. Bei einem BMI zwischen dem 90. und 97. Perzentil liegt Übergewicht vor, ab dem 97. spricht man von Adipositas (Kromeyer-Hausschild et al., 2001).

1.2.2 Alters-und geschlechtsspezifische Perzentile

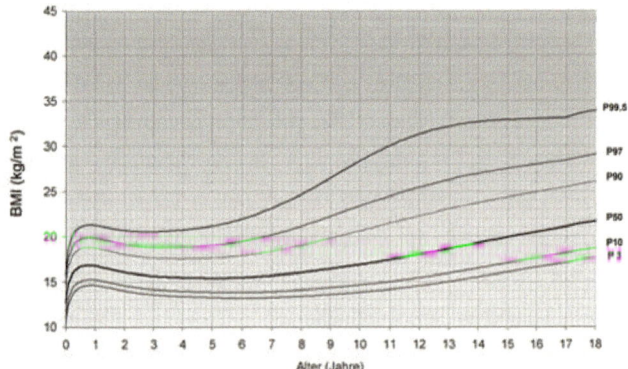

Abb. 3: Perzentilkurven für den BMI für Jungen im Alter von 0 - 18 Jahren (Kromeyer-Hauschild, 2001)

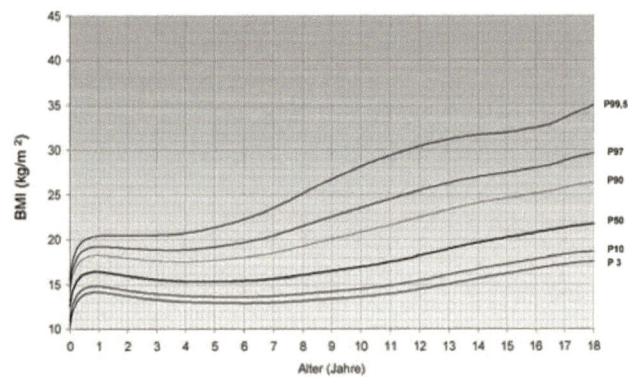

Abb. 4: Perzentilkurven für den BMI für Mädchen im Alter von 0 - 18 Jahren (Kromeyer-Hauschild, 2001)

1.2.3 Epidemiologische Daten

2009 sprach die WHO auf ihrer Tagung „WHO Forum und Technical Meeting on Population-based Prevention Strategies for Childhood Obesity" in Genf bei der Ausbreitung von Übergewicht und Adipositas von epidemischen Ausmaßen (WHO, 2010). Repräsentative Daten zum Gesundheitszustand in Deutschland lieferte das Robert Koch Institut 2007 mit den Ergebnissen der KiGGS-Studie. Das Befragungs- und Untersuchungssurvey analysierte von 2003 bis 2006 die Daten von 14.836 Kindern und Jugendlichen. Nach den Ergebnissen der KiGGS-Basis-Studie sind 15 % der Kinder und Jugendlichen im Alter von 3 bis 17 Jahren übergewichtig, 6,3 % davon adipös. Die Ergebnisse der zweiten Folgeerhebung der KiGGS-Studie (Welle 2) wurden 2018 veröffentlicht, demnach sind unter den Kindern und Jugendlichen im Alter von 3 bis 17 Jahren 15,4 % übergewichtig, davon 5,9 % adipös. Den Ergebnissen zu urteilen hat sich die Übergewichts- und Adipositasprävalenz bei Kindern und Jugendlichen in Deutschland auf hohem Niveau stabilisiert (Finger et al., 2018).

Mädchen	%	(95 %-KI)	Jungen	%	(95 %-KI)
Mädchen (gesamt)	15,3	(13,1–17,8)	Jungen (gesamt)	15,6	(13,0–18,6)
Altersgruppen			Altersgruppen		
3–6 Jahre	10,8	(7,0–16,5)	3–6 Jahre	7,3	(4,7–11,1)
7–10 Jahre	14,9	(10,9–20,2)	7–10 Jahre	16,1	(11,7–21,8)
11–13 Jahre	20,0	(15,0–26,2)	11–13 Jahre	21,1	(15,5–28,1)
14–17 Jahre	16,2	(12,6–20,7)	14–17 Jahre	18,5	(14,2–23,8)
Sozioökonomischer Status			Sozioökonomischer Status		
Niedrig	27,0	(20,3–34,9)	Niedrig	24,2	(17,7–32,3)
Mittel	13,0	(10,8–15,5)	Mittel	14,1	(11,2–17,7)
Hoch	6,5	(3,8–10,8)	Hoch	8,9	(5,4–14,2)
Gesamt (Mädchen und Jungen)	15,4	(13,7–17,4)	Gesamt (Mädchen und Jungen)	15,4	(13,7–17,4)

KI – Konfidenzintervall

Abb. 5: Prävalenz von Übergewicht einschließlich Adipositas (RKI, 2018))

In der Gruppe der 3 bis 6- Jährigen sind 10,8 % der Mädchen übergewichtig und adipös. Mit zunehmendem Alter steigt die Prävalenz kontinuierlich an, in der Altersgruppe der 14 bis 17 Jährigen sind 16,2 % davon betroffen. Insgesamt weisen 15,3 % der weiblichen Kinder von 3 bis 17 Jahren das Gesundheitsrisiko Übergewicht und Adipositas auf. Bei 3-6 jährigen Jungen sind 7,3 % an Übergewichtigen zu verzeichnen. Es ist ein Anstieg auf 21,1 % bei den 11 bis 13 Jährigen zu beobachten. In der Altersgruppe der 14 bis 17 Jährigen weisen nur noch 18,5 % dieses Merkmal auf. Insgesamt sind 15,6 % der männlichen Kinder von 3 bis 17 Jahren übergewichtig und adipös. Kinder und Jugendliche mit niedrigem SES sind im Vergleich zu Mädchen und Jungen mit mittlerem und hohem SES häufiger übergewichtig und adipös. 27 % der Mädchen und 24,2 % der Jungen mit niedrigem Sozialstatus weisen eine Prävalenz von Übergewicht auf. Kinder und Jugendliche mit niedrigem SES sind im Vergleich zu Mädchen und Jungen mit mittlerem und hohem SES häufiger übergewichtig und adipös. 27 % der Mädchen und 24,2 % der Jungen mit niedrigem sozialökonomischen Status weisen eine Prävalenz von Übergewicht auf (vgl Tab. 5).

Mädchen	%	(95 %-KI)	Jungen	%	(95 %-KI)
Mädchen (gesamt)	5,5	(4,3–7,0)	Jungen (gesamt)	6,3	(4,9–8,0)
Altersgruppen			Altersgruppen		
3–6 Jahre	3,2	(1,6–6,3)	3–6 Jahre	1,0	(0,4–2,5)
7–10 Jahre	4,7	(2,9–7,5)	7–10 Jahre	6,8	(4,2–11,0)
11–13 Jahre	6,5	(3,6–11,3)	11–13 Jahre	8,0	(4,8–13,0)
14–17 Jahre	7,7	(5,2–11,4)	14–17 Jahre	9,2	(6,2–13,4)
Sozioökonomischer Status			Sozioökonomischer Status		
Niedrig	8,1	(4,7–13,7)	Niedrig	11,4	(7,2–17,7)
Mittel	4,7	(3,5–6,4)	Mittel	5,2	(3,6–7,5)
Hoch	2,0	(0,5–7,3)	Hoch	2,6	(1,1–5,9)
Gesamt (Mädchen und Jungen)	5,9	(5,0–7,0)	Gesamt (Mädchen und Jungen)	5,9	(5,0–7,0)

KI – Konfidenzintervall

Abb. 6: Prävalenz von Adipositas (RKI, 2018)

Ähnlich verhält es sich bei den von Adipositas betroffenen Kindern und Jugendlichen (vgl. Tab. 6). Hier sind 6,3 % der 3 bis 17 jährigen Jungen adipös, bei den Mädchen der selben Altersgruppe 6,3 %. Heranwachsende mit niedrigem SES weisen im Vergleich zu Mädchen und Jungen mit hohem SES eine viermal höhere Prävalenz für Adipositas auf (Schienkiewitz , Brettschneider, Damerow & Schaffrath Rosario, 2018).

1.2.4   Ursachen und Risikofaktoren

Die Ursachen von Übergewicht und Adipositas sind vielfältig und hängen mit einem un ausgeglichenen Energiehaushalt zusammen. Nach Holub und Götz (2003) handelt es sich bei Adipositas und Übergewicht um eine multifaktoriell bedingte Erkrankung, die von genetischen Faktoren, dem menschlichen Verhalten und den Umwelt- und Lebensbedingungen beeinflusst wird. Laut einer Analyse des Robert Koch-Instituts stellt das Übergewicht der Eltern den größten Risikofaktor als genetischer Faktor für die Entstehung von Adipositas und Übergewicht bei Kindern und Jugendlichen dar, ein weiterer Risikofaktor das Rauchen der Eltern. Es dient als Anzeichen für ein gering ausgeprägtes Gesundheitsverhalten. Ein niedrige Sozialstatus sowie der hohe Medienkonsum sind ebenfalls starke Risikofaktoren (RKI & BzgA, 2008, S.42-47). Auch Graf, Dordel, Koch und Predel (2006) sehen in den inaktiven Freizeitbeschäftigungen und der damit verbundenen Inaktivität einen Grund für die Entstehung von Übergewicht und Adipositas.

1.2.5   Auswirkungen auf die Gesundheit

Übergewicht und Adipositas bei Kindern hat negative Folgen auf die physische und psychische Gesundheit. Zum einen neigen die übergewichtigen und adipösen Heranwachsenden stark dazu, auch als Erwachsene übergewichtig zu sein (Steinbeck,1995). Laut Reinehr (2008, S. 380-382) leidet zudem der Bewegungsapparat unter dem Übergewicht, die Folge können orthopädische Probleme und Arthrose sein. Endokrine Erkrankungen können ebenfalls vermehrt auftreten. Hierzu zählen unter anderem das verfrühte Eintreten der Pubertät und das Ausbleiben der Periode bei Mädchen. Ebenso kann es bei stark übergewichten Kindern und Jugendlichen zu einer Schlafapnoe kommen, die durch Atemaussetzer während des Schlafs verursacht wird und Tagesmüdigkeit, Depressionen und Wachstumsverzögerungen zur Folge haben. Bereits in jungen Jahren kann Übergewicht und Adipositas negative Auswirkungen auf Organe und Stoffwechselprozesse haben, die zu ernsthaften Komplikationen führen können (Han, Laxlor & Kimm, 2010). Adipositas stellt einen Risikofaktor für die Entwicklung des metabolischen Syndroms dar (Weiss & Kaufmann, 2008). Das metabolische Syndrom umfasst beispielsweise Störungen im Zucker- und Fettstoffwechsel und Bluthochdruck, die als Vorstufe von Diabetes Typ 2 und Herz-Kreislauf-Erkrankungen zu betrachten sind. Die Folge können Herzinfarkt oder Schlaganfall sein. Demnach ist das Morbiditäts- und Mortalitätsrisiko für übergewichtige Kinder und Jugendliche wesentlich höher als bei normalgewichtigen Heranwachsenden. Darüber hinaus leiden fettleibige Kinder oft unter Diskriminierung und Stigmatisierung. Ein vermindertes Selbstwertgefühl, Scham und Hilflosigkeit, soziale Isolierung und schlechte Schulleistungen können die Folge sein (Schwartz & Puhl, 2003).

1.2.6 Auswirkungen auf die Volkswirtschaft

Übergewicht und Adipositas bei Kindern und Jugendlichen hat maßgebliche volkswirtschaftliche Folgen. Sie bestehen unter anderem aus bedeutenden Gesundheitskosten aufgrund nicht übertragbarer Erkrankungen wie Diabetes oder kardiovaskuläre Erkrankungen. Untergliedert werden die Kosten in drei Typen: direkte Kosten, indirekte Kosten und intangible Kosten. Direkte Kosten beziehen sich auf den Ressourcenverbrauch und beschreiben beispielsweise Kosten für Diagnosen oder Therapien. Indirekte Kosten entstehen durch Arbeitsunfähigkeit, vorzeitige Berentung, geringe Arbeitschancen, sowie einen hohen zeitlichen Aufwand. Beispielsweise führt das erhöhte Mortalitäts- und Morbiditätsrisiko der Kinder zum Miteinbezug der Erziehungsberechtigten als Pflegekräfte, welche dadurch als wirtschaftlicher Produktionsfaktor ausfallen. Intangible Kosten entstehen auf psychischer und sozialer Ebene durch einen geringen sozioökonomischen Status wie der Einbüßen der Lebensqualität durch Behinderungen im Alltag (WHO, 2008). Eine genaue Kostenübersicht gestaltet sich schwierig, da Adipositas selten

explizit als Diagnose betitelt wird und das Gesundheitsministerium die Zahlen nicht ge-
sondert unter ernährungsbedingten (Wirth, 2008, S. 60).

1.2.7 Handlungsnotwendigkeiten

Anhand der vorliegenden Ergebnisse sind Kinder aus Familien mit niedrigem SES oder
Migrationshintergrund besonders betroffen. Daher sollte in sozialen Brennpunkten Maß-
nahmen zur Förderung eines gesundes und aktives Lebensstils getroffen werden um den
Medienkonsum einzuschränken und ausreichend Bewegungsaktivitäten anbieten zu
können. Zur Prävention von Übergewicht bei Kindern und Jugendlichen ist es wichtig,
die Eltern miteinzubeziehen um die Verhaltensweisen im Bezug auf körperliche Aktivität und Nutzung digitaler Medien zu optimieren. Die Prävention kann bereits bei Kindern im Vorschulalter beginnen. Für eine gesunde kindliche Entwicklung ist es von gro-
ßer Bedeutung, genügend und positiv gestaltete Bewegungsmöglichkeiten im direkten
Umfeld wahrnehmen zu können. Daher sollten bei der Gestaltung des Lebensumfeld
auf die Bedürfnisse der Kinder eingegangen werden. In Kindertagesstätten und Grund-
schulen sollte die Stärkung der körperlichen Ressourcen erfolgen um die positiven mo
torischen, kognitiven und psychosozialen Effekte der körperlichen Aktivität auszu-
schöpfen zu können. Darüber hinaus empfiehlt sich der Ausbau eines sicheren Radweg-
netzes und das Bauen von Spielplätzen.

2 Wirksamkeit körperlicher Aktivität

Tab. 2: Freiburger Intervention Trail for Obese Children (FITOC): Ergebnisse einer klinischen Beobachtungsstudie (Korsten-Reck et al., 2006)

Literatur-quelle	Korsten-Reck, U., Kromeyer-Hauschild, K., Korsten, K., Rücker, G., Dickhuth, H., & Berg, A. (2006). Freiburger Intervention Trail for Obese Children (FITOC): Er-gebnisse einer klinischen Beobachtungsstudie. *Deutsche Zeitschrift für Sportme-dizin, 57*(2), S. 36-41.
Hintergrund und Frage-stellung	- stetige Zunahme der Prävalenz von übergewichtigen und adipösen bei Kinder und Jugendlichen in den letzten Jahrzehnten - körperliche Inaktivität, ständige Verfügbarkeit von Essen und sozioökonomische Veränderungen haben zu einer Zunahme von Adipositas bei Kindern und Er-wachsenen geführt - Zusammenhang zwischen hohem Medienkonsum und Adipositas - aus übergewichtigen Kindern werden bis zu 80 % auch übergewichtige Erwachsene mit Folgeerkrankungen wie Diabetes und HKL-Erkrankungen

Hintergrund und Frage-stellung	- neben moderaten Gewichtsreduktion sind Verhaltensänderungen bezüglich Ernährung und Bewegung von entscheidender Bedeutung - Förderung der normalen körperlichen, psychischen und sozialen Entwicklung - Fragestellung: Ist es möglich Kinder mit Adipositas in einem langfristigen Inter-ventionsprogramm erfolgreich zu behandeln?
Methodik	- insgesamt nahmen 537 Kinder an der Studie teil - Auswertung basiert auf Daten 472 Kindern (220 Jungen/ 252 Mädchen) - Durchschnittsalter von 10,5 Jahren - BMI zwischen dem 90. dem 97. alters- und geschlechtsspezifischen Perzentil mit Begleiterkrankungen oder einem adipösem Elternteil - Kombination aus Sporteinheiten, Ernährungsschulungen sowie Verhaltenstherapien - Erfasste Parameter: Körpergröße, Gewicht, BMI, BMI-SDS, Gesamtcho-lesterin (CH), LDL- (LDL-C) und HDL-Cholesterin (HDL-C) und die körperliche Leistungsfähigkeit auf dem Fahrradergometertest (Watt/kg) - Ziel: Freude an Bewegung und Verbesserung der Motorik, Wissen über eigene Körperreaktionen vermitteln, Erarbeiten - Erhöhung der körperlichen Alltagsaktivität
Methodik	- Freizeit- und Ernährungsverhalten wurde mittels Fragebögen bestimmt: sportliche Aktivität (Stunden/Woche), Umfang des Fernsehkonsums (Stunden/Tag) und die Zeit am Computer (Stunden/Tag) bestimmt - Betreuung der Kinder durch Ärzte, einem Sportlehrer und einem Psychologen - Dauer der Intervention: 8 Monate
Ergebnisse	- 92 % der Teilnehmen schlossen die Studie ab (494 Kinder, davon wurden die Daten zur Auswertung von 472 Kindern genommen) - einen geringeren BMI-SDS weisen 71,7 % der Kinder und Jugendlichen auf - signifikante Abnahme von Gesamt-Cholesterin nur für Jungen - körperliche Leistungsfähigkeit stieg bei beiden Geschlechtern signifikant an, Mädchen weisen geringere Leistungszuwächse auf - Kontrollgruppe: BMI-SDS blieb konstant, Cholesterinwerte wiesen eine Tendenz zur Verschlechterung auf, die körperliche Leistungsfähigkeit blieb unverändert - Steigerung sportliche Aktivität bei Jungen von 14 % auf 40%, bei Mädchen von 13 % auf 37 %
Diskussion und Schlussfol-gerungen	- Das Ziel, eine Gewichtsstabilität bzw. eine relative Gewichtsreduktion konnte erreicht werden - bei der Kontrollgruppe hingegen stieg der BMI-SDS nachweislich - innerhalb der Adipositas bei Kindern und Jugendlichen scheint die

Diskussion und Schlussfolgerungen	körperliche Aktivität somit Schlüsselelement zu sein – langfristig muss diesen Kindern eine Eingliederung in Sportvereine ermöglicht werden und die Motivation zum selbständigen Sporttreiben erreicht werden

Tab. 3: Vorschläge zur Förderung der körperlichen Aktivität von Kindern und Jugendlichen in Deutschland (Graf et al., 2013)

Literatur-quelle	Graf, C., Beneke, R., Bloch, W., Bucksch, J., Dordel, S., Eiser, S. Et al. (2013). Vorschläge zur Förderung der körperlichen Aktivität von Kindern und Jugendlichen in Deutschland. *Monatsschrift Kinderheilkunde, 161*(5), 439-446.
Hintergrund und Frage-stellung	- Rückgang motorischer und körperlicher Leistungsfähigkeit bei Kindern und Jugendlichen - reduzierte Bewegungszeit begünstigt Übergewicht und damit einhergehenden Gesundheitsrisiken - erhöhter Medienkonsum steht in Relation zu Übergewicht, die Zeit der audiovisuellen Nutzung steigt mit Alter, niedrigerem Bildungsstand und sozioökonomischen Status, zunehmende Dysbalance zwischen Energiezufuhr und deren Verbrauch
Hintergrund und Frage-stellung	- alters-, geschlechts-, regional- und soziokulturellspezifische Besonderheiten werden nicht berücksichtigt - messmethodische Problematik durch unterschiedliche Verfahren der Analyse von Bewegung und Inaktivität sowie der Einschätzung der Intensität der körperlichen Aktivitäten - Fragestellung: Wie viel körperliche Aktivität ist für wen und unter welchen Umständen notwendig?
Methodik	- akzelerometrische Beobachtungsstudien zur Prüfung der Bewegungs-empfehlungen hinsichtlich Güte, Effektivität und Umsetzbarkeit - institutionelle Studien: - Körperkoordinationstest in Grundschule bei 550 Kindern mit 6-Minuten-Lauf - Projekt PAKT („Prevention through Activity in Kindergarten Trial"): Vergleich der Daten von 726 Kindergartenkindern mit den Werten aus den Jahren 1973, 1985 und 1989 - Motorik-Modul: motorischer Leistungsfähigkeitstest bei 4529 Kindern
Ergebnisse	- Körperkoordinationstest Grundschule: 33% Abnahme der Ganzkörperkoordination, 25% Verlust der Ausdauer-leistungsfähigkeit - Projekt PAKT: leichte Verschlechterung der Motorik - Motorik-Modul: 33% der Kinder unfähig, rückwärts zu balancieren

14/20

Ergebnisse	49% der Kinder erreichen bei Rumpfbeugen nicht das Fußsohlenniveau 14% Kraftfähigkeitsverlust im Weitsprung im Vergleich zu 1976 - geschlechterungleiches Verringern der Leistungsfähigkeit in Verbindung mit exzessiver Mediennutzung (Mädchen eher als Jungs)
Diskussion und Schlussfol- gerungen	- schwierige Klassifikation steigender Mediennutzung (insbesondere Computer) durch potentielle Nutzung als Arbeitsmittel/„Sportgerät" - Strategien für die Vermeidung der Inaktivität bei hohem Medienkonsum sind ungleich der Strategien für eine Bewegungssteigerung - es müssen zur Bestimmung der jeweiligen körperlichen Leistungsfähigkeit der Entwicklungsstand, die Alltagsaktivität, alters-, geschlechts- und soziokulturellabhängige Besonderheiten sowie deren Intensität berücksichtigt werden

3 Zielgruppe

Tab. 4: Zielgruppe Gesundheitssportkonzept (eigene Darstellung)

Zielgruppenmerkmal	Beschreibung
Alter	Kinder im Alter von 10 bis 12 Jahren
Geschlecht	Männlich und Weiblich
allgemeiner Gesundheitszustand	Bewegungsmangel
Gesundheitsrisiken /-belastungen	Aufgrund der recherchierten Daten: - Bewegungsempfehlungen werden mit zu- nehmendem Alter seltener erreicht - Übergewicht, Adipositas, Hypertonie - chronisch degenerative Krankheiten
Bisheriges/aktuelles Bewegungsverhalten	- oftmals Verzicht auf Vereinssport und keine körperlichen Freizeitaktivitäten
Kontraindikatoren	- akute Erkrankungen wie Erkältungen - erhöhtes Risiko von Behinderungen und Verletzungen, u.a. durch verringerte Knochendichte

4 Ziele und Inhalte

Tab. 5: Zieldimension Verhaltens- und Verhältniswirkungen - Kernziele, Teilziele und abgeleitete Inhalte (eigene Darstellung)

Gesamtziel		
Steigerung der körperlichen Aktivität		
Zieldimension Gesundheitswirken		
Kernziel	Teilziel	Inhalt
1 Stärkung physischer Gesundheitsressourcen	1) Förderung der Ausdauerfähigkeit 2) Förderung der Beweglichkeit	1) Laufspiele zur Verbesserung der Ausdauer und/oder des Herz-Kreislauf-Systems 2) Zirkeltraining zur Verbesserung der motorischen Fähigkeiten
2 Verminderung von Risikofaktoren	1) Vermindern des Bewegungsmangels 2) Vermindern des Übergewichts im Kindesalter	1) spielerische Informationsübermittlung zur Wichtigkeit von Bewegung 2) spielerische Informationsübermittlung zur Wichtigkeit gesunder Ernährung
3 Stärkung psychosozialer Gesundheitsressourcen	1) positives Körper- und Gruppenerleben 2) Freude an Bewegung, Erfolg und Anerkennung im sozialen Kontext	1) Partner- und Gruppenspiele 2) spielerische Wettkämpfe
4 Bewältigung von Beschwerden und Missempfinden	1) höhere Stressresistenz 2) vermehrte Fitness zur Steigerung des Körperempfindens	1) Verbesserung der Kompetenzen hinsichtlich Stresssituationen 2) spielerische Übungen für ein körperliches Wohlempfinden
Zieldimension Verhaltenswirkungen		
5 Aufbau von Bindung an gesundheitssportliche Aktivität	1) dauerhafte Integration von Sport im Alltag 2) Aufbau eines positiven Verhältnisses zu Bewegung	1) Aufzeigen von Möglichkeiten der Verbindung zwischen Sport und Alltag 2) spielerische Vermittlung von Trainingszielen und -effekten
Zieldimension Verhältniswirkungen		
6 Verbesserung der Bewegungsverhältnisse	1) Bereitstellung geeigneter Räumlichkeiten 2) Bereitstellung geeigneter Übungsleiter	1) Organisation geeigneter Räumlichkeiten 2) Einstellung qualifizierter Übungsleiter

5 Literaturverzeichnis

Bouchard, C., Blair, S.N. & Haskell, W. L. (Hrsg.). (2012). *Physical activity and health* (2nd ed). Champaign, IL: Human Kinetics.

Boreham C.A., McKay H.A. (2011). Physical activity in childhood and bone health. *British Journal of Sports Medicine, 45* (11), 877–879.

Bundeszentrale für gesundheitliche Aufklärung (Hrsg.). (2016). *Nationale Empfehlungen für Bewegung und Bewegungsförderung* (Forschung und Praxis der Bewegungsförderung Sonderheft 03). Köln: Bundeszentrale für gesundheitliche Aufklärung (BZgA).

Crump, C., Sundquist, J., Winkleby, M.A. & Sundquist, K. (2017). Interactive effects of obesity and physical fitness on risk of ischemic heart disease. *International Journal of Obesity. 41,* 255-261.

Finger, J.D., Varnaccia, G., Borrmann, A., Lange, C., Mensink, G.B.M. (2018) Körperliche Aktivität von Kindern und Jugendlichen in Deutschland – Querschnittergebnisse aus KiGGS Welle 2 und Trends. *Journal of Health Monitoring 3*(1), 24 –31.

Geuter, G. & Hollederer, A. (2012b). Bewegungsförderung und Gesundheit – eine Ein führung. In G. Geuter & A. Hollederer (Hrsg.), *Handbuch Bewegungsförderung und Gesundheit* (S. 9-19). Berlin: Hans Huber.

Graf, C., Beneke, R., Bloch, W., Bucksch, J., Dordel, S., Eiser, S. Et al. (2013). Vorschläge zur Förderung der körperlichen Aktivität von Kindern und Jugendlichen in Deutschland. *Monatsschrift Kinderheilkunde, 161*(5), 439-446.

Graf, C., Dordel, S., Koch, B. & Predel, H. G. (2006). Bewegungsmangel und Überge wicht bei Kindern und Jugendlichen. *Deutsche Zeitschrift für Sportmedizin, 57* (9), 220-225.

Han, J.C., Lawlor, D.A. & Kimm, S. (2010). Childhood Obesity – 2010: Progress ans Challenges. *Lancet, 375* (9727). 1737-1748.

Holub, M. & Götz, M. (2003). Ursachen und Folgen von Adipositas im Kindes- und Jugendalter. *Monatsschrift Kinderheilkunde, 151*(2), S. 227-236.

Kleine, D (1994). Sports activity as a means of reducing school stress. *International*

Journal of Sport Psychology 1994, *22*, 366–380.

Korsten-Reck, U., Kromeyer-Hauschild, K., Korsten, K., Rücker, G., Dickhuth, H. & Berg, A. (2006). Freiburger Intervention Trail for Obese Children (FITOC): Ergebnisse einer klinischen Beobachtungsstudie. *Deutsche Zeitschrift für Sportmedizin, 57*(2), S. 36-41.

Kromeyer-Hauschild, K.,Wabitsch, M., Kunze, D., Geller, F., Geiß, H.C., Hesse,V. & Hippel, A. Et al. (2001). Perzentile für den Body-mass-Index für das Kindes- und Jugendalter unter Heranziehung verschiedener deutscher Stichproben. *Monatsschrift Kinderheilkunde 149*, 807-881.

Lampert, T., Mensink, G. B. M., Romahn, N. & Woll, M. (2007). Körperlich-sportliche Aktivität von Kindern und Jugendlichen in Deutschland. Ergebnisse des Kinder- und Jugendgesundheitssurveys (KiGGS). *Bundesgesundheitsblatt – Gesundheitsforschung – Gesundheitsschutz 50* (5/6), 634–642.

Lawrenz, A. (2005). Übergewicht und Adipositas bei Kindern und Jugendlichen – medizinische Grundlagen. In Deutsche Sporthochschule Köln (Hrsg.), *Brennpunkte der Sportwissenschaft. Übergewicht und Adipositas im Kinder und Jugendalter* (S. 9 21). Köln: Academia Verlag.

Naidoo, J. & Willis, J. (2010). *Lehrbuch der Gesundheitsförderung* (2., überarbeitete Aufl.). Gamburg: Conrad.

Reinehr, T. (2008). Adipositas im Kindes- und Jugendalter. In A.Wirth (Hrsg.), *Adipositas. Ätiologie, Folgekrankheiten, Diagnostik, Therapie* (S. 374-387). Heidelberg: Springer Medizin Verlag.

Robert Koch-Institut & Bundeszentrale für gesundheitliche Aufklärung (Hrsg.) (2008). *Erkennen – Bewerten – Handeln. Zur Gesundheit von Kindern und Jugendlichen in Deutschland.* Berlin: Robert Koch-Institut.

Schienkiewitz, A., Brettschneider, A.K., Damerow, S. & Schaffrath Rosario, A. (2018). Übergewicht und Adipositas im Kindes- und Jugendalter in Deutschland – Quer schnittergebnisse aus KiGGS Welle 2 und Trends. *Journal of Health Monitoring 3(1)*, 16-23.

Schwartz, M.B. & Puhl, R. (2003). Childhood obesity: A societal problem to solve. *Obesity Review, 4* (1), 57-71.

Steinbeck, K. (1995). Treatment options. *Best Practise & Research Clinical Endocrinology & Metabolism, 19,* 455-469.

Timmons, B.W., Naylor, P.J. & Pfeiffer, K.A. (2007). Physical activity for preschool - how much and how? *Canadian Journal of Public Health, 98* (2), 122-134.

U.S. Department of Health and Human Services. (2008). *Physical Activity Guidelines Advisory Committee Report,* Washington D.C.

Wagner, M., Worth, A., Schlenker, L. & Bös, K. (2010). Motorische Leistungsfähigkeit im Kindes- und Jugendalter. Ausgewählte Ergebnisse des Motorik-Moduls (MoMo-Studie). *Monatsschrift Kinderheilkunde, 158* (5), 432-440.

Walther, C. (2017). Besonderheiten bei Kindern und Jugendlichen. In G. Schuler (Hrsg.), *Körperliche Aktivität und Krankheit* (S. 51-68). Berlin: De Gruyter.

Weiss, R. & Kaufmann, F.R. (2008). Metablic complications of childhood obesity: identifying and mitigating the risk. *Diabetes Care 31*(2). 310-316.

Wirth, A. (2008). Adipositas im Kindes- und Jugendalter. In A. Wirth (Hrsg.), *Adipositas. Ätiologie, Folgekrankheiten, Diagnostik, Therapie* (S. 374-387). Heidelberg: Springer Medizin Verlag.

World Health Organization (2008). *European Childhood Obesity Surveillance Initiative.* Geneva: World Health Organization.

World Health Organization. (2010). *Global Recommendations on Physical Activity for Health.* Geneva: World Health Organization.

World Health Organization. (2010). *Population-based prevention strategies for child hood obesity: report of a WHO forum and technical meeting.* Geneva: World Health Organization.

6 Abbildungs- und Tabellenverzeichnis

6.1 Abbildungsverzeichnis

6.2 Tabellenverzeichnis

BEI GRIN MACHT SICH IHR
WISSEN BEZAHLT

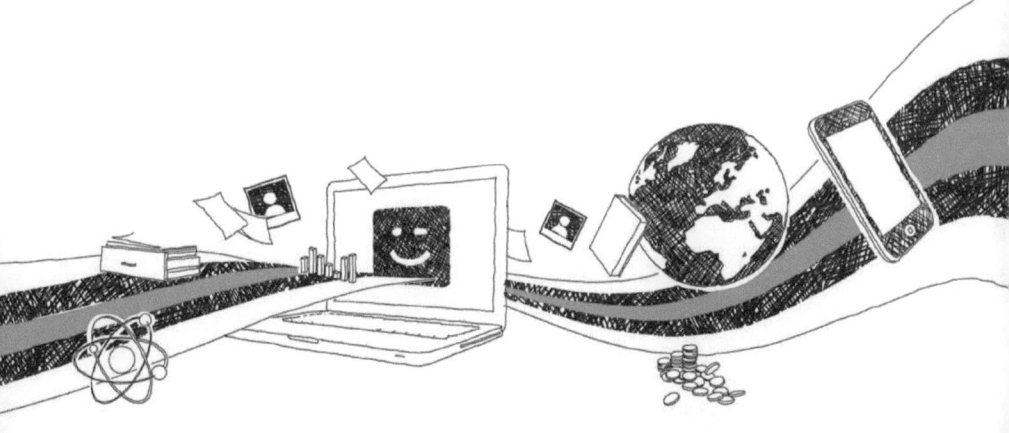

- Wir veröffentlichen Ihre Hausarbeit,
  Bachelor- und Masterarbeit

- Ihr eigenes eBook und Buch -
  weltweit in allen wichtigen Shops

- Verdienen Sie an jedem Verkauf

Jetzt bei www.GRIN.com hochladen
und kostenlos publizieren

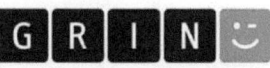